CONSEILS

AUX MÈRES DE FAMILLE

HYGIÈNE DENTAIRE

PAR O. LEGRAND

DENTISTE A METZ

DÉDIÉ A SES CLIENTS

METZ

IMPRIMERIE J. MAYER

4, rue de la Haye

1869

CONSEILS

AUX MÈRES DE FAMILLE

HYGIÈNE DENTAIRE

PAR O. LEGRAND

DENTISTE A METZ

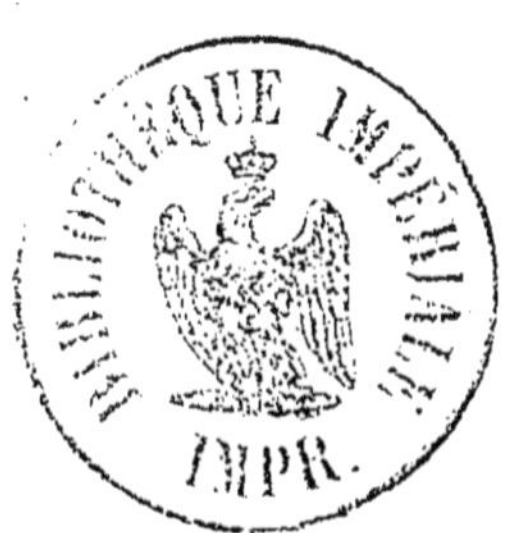

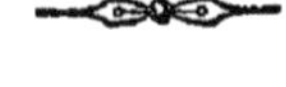

DÉDIÉ A SES CLIENTS

METZ

IMPRIMERIE J. MAYER

4, rue de la Haye

1869

M.

Si aujourd'hui je me permets de vous offrir ces quelques lignes concernant l'art dentaire, c'est pour mettre tout le monde à même de comprendre la nécessité des soins hygiéniques et préservatifs pour la conservation des dents.

C'est un devoir pour l'homme qui connaît et sait donner ses soins, de prévenir les personnes atteintes de quelque maladie dentaire, des suites qui peuvent résulter de la négligence de ces soins.

La plupart des personnes attendent le moment où elles souffrent beaucoup d'une dent, pour la soigner ; dans ce cas malheureusement trop fréquent, il n'y a généralement que l'extraction à pratiquer, parce que les soins ayant été négligés, la dent est souvent trop cariée pour supporter d'autres opérations, tels que la cautérisation du nerf dentaire, qui nécessite une autre opération immédiatement après la guérison de la dent qui est l'obturation de la carie.

1ʳᵉ ET 2ᵉ DENTITION DES ENFANTS.

Les accidents qui accompagnent ordinairement la première dentition, sont très-nombreux, car depuis la formation du premier rudiment de la pulpe dentaire, jusqu'à l'achèvement complet des dents de la seconde dentition, la nature est toujours en travail.

Quelquefois la première dentition s'opère facilement chez les enfants d'une forte constitution ; d'autres fois, au contraire, elle est très-laborieuse et peut faire craindre pour les jours de l'enfant.

L'usage du hochet à manche de *nacre*, d'*ivoire*, ou de tout autre corps dur, que l'on fait mâcher aux enfants au moment de leur première dentition, pour, dit-on, ramollir les gencives, est un moyen au moins nul quand il ne détermine aucun effet fâcheux.

Le hochet, en irritant les gencives, les durcit par un frottement continuel, et loin de diminuer les accidents que l'on voulait prévenir, on les augmente d'une manière sensible.

Que la mère ou la nourrice substitue au hochet traditionnel, une croûte de pain, une racine de guimauve cuite dans de l'eau miellée, ou fasse sucer à l'enfant un morceau de bois de réglisse entouré d'un linge fin et humide (*) ; les gencives s'amolliront alors, et les douleurs de la dentition seront bien moins pénibles.

Quand la première dentition ne s'opère pas d'une

(*) (Il ne faut jamais mettre dans la bouche d'un enfant un oljeⁱ trop sec.)

manière régulière, l'enfant perd l'appétit, le sommeil, salive beaucoup ou pas assez, a les gencives d'une grande sensibilité ; les convulsions quelquefois terminent une vie si chère aux parents.

Dès les premiers symptômes de douleurs buccales il est utile d'avoir recours à l'incision.

Cette opération ne doit cependant pas être pratiquée sans discernement, dans la crainte d'ouvrir la capsule dentaire avant que la dent soit arrivée à son degré convenable d'ossification.

Cette opération inutile pour les dents incisives et les canines, est nécessaire pour les molaires, dont les tubercules et le volume de la couronne opposent plus de résistance au tissu des gencives, il ne faut pratiquer cette opération qu'au moment ou la dent est prête à percer et lorsqu'elle tend la gencive au point de la rendre blanche.

Les accidents que l'on remarque à l'époque de la seconde dentition ne sont pas, à beaucoup près, aussi graves que ceux qui accompagnent la première :

A mesure que les dents permanentes prennent plus de développement, les racines des dents temporaires *dites* (dents de lait) et assez souvent l'intérieur de la couronne se trouvent absorbées, et comme elles ne laissent aucune trace de leur présence, tout doit faire supposer que ces racines se décomposent peu à peu et que par un certain degré de fluidité, elles sont ensuite reportées dans la masse générale du sang.

Il y a néanmoins des circonstances dans lesquelles la nature ne se comporte pas ainsi ; telle est celle par exemple : ou les racines des dents temporaires ne se détruisant pas, les dents permanentes se trouvent détournées de leur situation naturelle, ce qui occasionne des irrégularités dans l'arcade dentaire, et comme résultat, une physionomie disgracieuse, la prononciation défectueuse, la mastication souvent difficile.

Ces irrégularités seraient faciles à éviter, si les parents en comprenaient l'importance ; ainsi ils espèrent que les dents de lait doivent tomber seules et ils laissent les dents permanentes se dévier à un tel point qu'il est souvent très difficile d'y remédier.

On doit en pareil cas faire comprendre aux personnes intéressées que l'enfant ne court aucun danger, et que l'extraction de ces petites dents n'est nullement douloureuse, et que cette opération est de toute utilité pour obtenir une série régulière de dents permanentes et pour éviter cet engorgement des gencives provoqué par la présence des racines corrompues des dents de lait. Comme il y a des enfants qui perdent leurs dents plus vite que les autres, il faut faire visiter très souvent leur bouche, (au moins une fois par mois) et dès l'âge de quatre ans ; parce qu'aucune époque de la vie ne demande plus de soins que celle du remplacement des dents temporaires.

Quand les soins ont été négligés et que l'enfant a des dents irrégulières, on ferait bien de les lui faire redresser avant le durcissement complet des os alvéolaires ; de cette manière l'opération n'est pas pénible, et l'on est sûr du succès ; tandis que plus tard elle devient très douloureuse et souvent même négative comme résultat.

MALADIES DES DENTS.

Parmi les nombreuses maladies qui affectent l'organisation dentaire, les unes attaquent les parties dures, les autres intéressent les parties molles.

1° L'usure, l'entamure, la fracture, l'atrophie des dents, la décomposition de l'émail, la décoloration, la carie des dents, la consomption des racines et même leur exostose (*).

2° L'inflammation de la pulpe dentaire, sa fongosité, son ossification et les différentes névroses dentaires.

3° Enfin les maladies des dents relatives à leurs connexion, l'ébranlement, la luxation, la dénudation des racines, les concrétions qui se forment sur les dents et l'odontalgie (**).

On peut voir par cet aperçu combien sont nécessaires les soins préservatifs, et combien il est utile de faire soigner non pas une dent douloureuse, mais toutes d'une manière périodique, pour que l'opérateur puisse s'apercevoir à temps d'une maladie quelconque et y porter remède avant que le mal ait fait trop de progrès, car alors on ne fait plus qu'arrêter pour quelque temps ce qu'on aurait pu guérir pour toujours.

Je ne parlerai ici que des deux maladies qui sont les plus communes.

La carie des dents et la dénudation (***) des racines.

La carie est une destruction graduelle d'une partie

(*) (Tumeur osseuse.)
(**) (Ou mal de dents).
(***) (Déchaussement).

ou de la totalité de la substance dentaire. La carie se déclare généralement par une petite tache noire qui se montre tantôt sur les points de contact avec les dents collatérales, tantôt sur les petites inégalités de l'émail sur la couronne, quelquefois sur les faces externes des dents, très rarement sur les internes.

Les causes de la carie sont, les chutes, les contacts du froid et du chaud, les acides qui altèrent l'organe dentaire, le trop grand rapprochement des dents, le séjour dans des lieux humides, l'usage de certains médicaments, (le mercure, la créosote, l'encens etc, etc.), la négligence des soins de propreté etc., etc.

Les opérations en usage pour arrêter cette affection sont: la lime, pour les dents seulement tachées par un commencement de carie.

La cautérisation; lorsqu'on est parvenu par cette opération à priver le nerf dentaire de son extrême sensibilité, il faut faire obturer la carie de la dent pour maintenir la guérison (ces opérations ne sont pas douloureuses).

Dans le cas où la dent cautérisée est encore douloureuse, ou s'il existe un *suintement* par le canal dentaire, il est très dangereux de faire obturer la dent;

On pourrait alors déterminer au moment ou quelques instants après l'opération, des douleurs tellement aigües, qu'il faudrait pour calmer ces douleurs extraire la dent.

(L'extraction d'une dent provoquant des abcès périodiques ou chroniques ne doit jamais être retardée).

Les métaux employés pour l'obturation sont : l'or,

le platine, l'argent, les amalgames d'étain, du métal Darcet, de Palladium etc., etc.

Le plomb est celui de tous les métaux que les dentistes employaient autrefois; mais comme ce métal s'oxyde à la longue et qu'il noircit presque aussitôt après son application, on se sert de préférence des métaux ci-dessus nommés; en recommandant tout particulièrement l'or et le platine (*). On a essayé vainement il y a quelques années l'emploi de l'aimant et de l'électricité pour la guérison des douleurs odontalgiques.

Après de vains efforts tentés pour utiliser l'acier aimanté, ce moyen a été abandonné.

Quant à l'électricité, c'est un genre de traitement fort incertain, et qui n'est presque jamais mis en pratique parce que la douleur qu'il produit est presque aussi forte que celle qui résulterait de l'extraction d'une dent.

L'imagination plus ou moins exaltée de certains individus, peut être considérée comme un moyen pour faire cesser les douleurs de dents les plus rebelles.

Ne voit-on pas quelquefois, chez des personnes nerveuses, une affection morale un peu vive, un

(*) J'ai donné des soins à bon nombre de personnes qui avaient toutes les dents cariées, et, par suite, souffraient tantôt de l'une tantôt de l'autre dent. Après avoir obtenu par la cautérisation, une insensibilité complète de toutes les dents elle ont toutes été obturées soit à l'or ou au platine, depuis ces personnes sont tout-à-fait guéries, elles n'ont plus rien ressenti et mangent parfaitement; ce qu'elles ne pouvaient faire auparavant. Ces soins sont peut-être un peu compliqués mais assurément d'un résultat certain.

émotion, déterminer un semblable effet ?

Comment sans tenir compte de l'imagination pourrait-on expliquer la cessation instantanée du mal de dent que beaucoup de personnes éprouvent en approchant de la porte du dentiste, ainsi que diverses amulettes, de certaines prières dont l'efficacité dépend entièrement de la confiance qu'on leur accorde.

Chacun d'ailleurs connaît un remède qui dans une circonstance ou dans une autre, lui a été utile.

Je suis loin cependant de rejeter ces remèdes que les gens sensés appellent Remèdes de bonnes femmes et pourvu que ces remèdes ne soient pas de nature à à endommager les gencives ou les dents, je ne vois pas le moindre inconvénient à les essayer, si l'on en fait usage, on gagne du temps et souvent l'odontalgie se dissipe d'elle même, (guérison que l'on ne manque pas d'attribuer au prétendu spécifique).

MALADIES DES GENCIVES.

Les gencives, fermes et d'un blanc rosé dans l'état naturel, lisses et unies dans l'enfance, festonnées dans l'âge adulte, dures et résistantes dans la vieillesse, sont sujettes à certaines affections qui leur sont particulières et qui en changent sensiblement l'aspect, Elles s'enflamment, se tuméfient, s'excorient même dans différentes circonstances.

Tantôt elles deviennent le siège de phlegmasies plus ou moins vives.

D'aphtes, de douleurs, d'excoriations, de fistules, d'ulcères, d'affections scorbutiques.

Tantôt aussi, elles peuvent diminuer de volume, de manière à recouvrir à peine les bords alvéolaires ou bien elles s'engorgent, se gonflent au point de donner des excroissances charnues qu'il est souvent très difficile de faire disparaître.

Toutes ces maladies de gencives proviennent pour la plupart de la présence de dents cariées, de racines atrophiées, d'une mauvaise santé, de la malpropreté habituelle de la bouche, de la présence de tartre, d'une mauvaise nourriture, d'aliments trop durs.

L'on a remarqué que ces maladies étaient plus fréquentes en automne, par une température humide, dans des lieux froids et marécageux et qu'elles étaient plus communes en Danemarck, en Hollande, en Zélande surtout, en raison des grandes quantités de viandes salées qui se consomment dans ces pays.

Les individus les plus exposés à ces maladies, sont

ceux d'une constitution lymphatique et faible : ou bien les personnes sujettes aux affections catharrhales et dont les dents sont en mauvais état.

Le traitement pour ces affections doit dépendre entièrement des causes qui les ont déterminées.

Quand ces maladies dépendent de la présence de dents ou de racines cariées, il faut faire extraire immédiatement ces corps provocateurs.

Dans d'autres cas, il faut soustraire le malade aux influences morbifiques pour que ces maladies disparaissent d'elles mêmes.

Le lait est le remède le plus efficace que l'on puisse donner à un enfant atteint d'une de ces affections.

Pour l'adulte, la grande propreté de la bouche, le lavage de la partie buccale avec des gargarismes adoucissants, légèrement acidulés ; des boissons émollientes et dans différents cas l'excision ou la cautérisation d'une partie de la gencive.

L'affection scorbutique des gencives ; cette maladie improprement appelée scorbut (*) est purement locale dans son principe, souvent elle incommode à peine ceux qui en sont affectés, mais elle est susceptible d'avoir les conséquences les plus funestes si elle est négligée.

Elle se manifeste par la mollesse, la lividité, le gonflement des gencives qui deviennent saignantes au moindre attouchement, il s'établit alors une suppuration entre les gencives et les alvéoles.

Cette suppuration d'une matière purulente, glu-

(*) Ne pas confondre affection scorbutique avec le scorbut qui est une décomposition générale du sang.

tineuse, et de mauvaise odeur détruit quelque fois les gencives au point de mettre les dents presque complètement à découvert. Celles-ci deviennent vacillantes et tombent au bout d'un certain temps : les hémorragies se réitèrent plus ou moins fréquemment, le mal s'étend quelquefois jusqu'à l'os maxillaire où il se forme une carie plus ou moins étendue.

Dans quelques cas les gencives prennent une couleur si noirâtre, qu'elle pourrait faire supposer la grangrène, si l'odeur de cette dernière n'indiquait sa présence.

Tantôt elles sont d'un rouge livide tantôt d'un gris cendré ; les formes en sont variées : Souvent ce sont des fongosités à base large ou étroite ou des lambeaux qui semblent être déchirés.

On remédie à ces désordres à l'aide de moyens appropriés ; aussi dès l'instant où les gencives sont tuméfiées, spongieuses, lorsque les dents commencent à vaciller, et qu'il n'existe pas encore d'ulcérations on ferait bien d'avoir recours immédiatement aux gargarismes acidulés ; si les excroissances fongueuses étaient trop dures ou trop fermes il faudrait les faire scarifier (*).

Ce traitement est purement local ; aussi ne doit-on en espérer le succès qu'autant qu'on y joindra l'emploi convenablement dirigé des moyens généraux, et sous ce rapport le traitement interne de ces affections rentre tout-à-fait dans le domaine de la médecine.

On peut voir par cet aperçu des maladies de l'organe

(*) Inciser.

dentaire, combien sont nécessaires les soins préservatifs et combien la propreté de la bouche est utile ; si ces soins avaient été mis en pratique, combien de personnes, qui aujourd'hui ont des dents artificielles, ou n'en n'ont pas du tout auraient toutes leurs dents !

Combien d'enfants et de grandes personnes qui ont la bouche difforme ou la physionomie disgracieuse auraient des dents très régulières si à un moment donné on avait opéré le redressement des dents mal implantées !...

La propreté de la bouche demande un entretien plus sérieux qu'on ne le pense généralement ; de même des soins mal dirigés peuvent avoir des suites très-graves : l'excès par exemple du frottement des dents et des gencives avec une brosse trop dure , la manière dont on opère le frottement, l'emploi de mauvais dentifrices. Chacune de ces causes peut déterminer le déchaussement général des dents.

La brosse à dents doit avoir au moins cinq rangs de poils longs, la poudre dentifrice doit être impalpable, ne pas être acide ; au contraire, le frottement de la brosse irritant les gencives , la poudre doit être adoucissante, émolliente.

La meilleure manière de nettoyer les gencives et les dents est de poser la brosse sur les gencives du maxillaire supérieur, et descendre sur les dents supérieures, répéter cette petite opération quelquefois et ensuite passer au maxillaire inférieur, poser la brosse sur les gencives et remonter sur les dents : de cette manière les résidus alimentaires, la crême tartreuse disparaissent et l'on n'irrite pas les tissus.

En opérant différemment, la crême tartreuse qui se trouve sur les dents passe sous les gencives et entre les dents, de là ces amas de tartre, cette irritation permanente des tissus que l'on voit chez quelques personnes.

DENTS ARTIFICIELLES

Quand ces dents sont bien exécutées, quand elles sont maintenues et placés convenablement, elles offrent tous les avantages des dents naturelles tant pour l'ornement et la prononciation que pour la mastication. Elles remédient complètement à cette incommodité fort gênante qui résulte de l'écoulement au dehors d'une partie de la salive par les ouvertures que laisse la perte d'un ou de plusieurs de ces organes.

Les dents artificielles bien ajustées contribuent souvent à la solidité de l'arcade dentaire principalement chez les personnes dont les dents sont déchaussées, elles leur prêtent alors un appui qui en assure la solidité.

Elles doivent ressembler complètement à la forme et à la nuance des dents détruites ou qui les avoisinent, il faut en outre qu'à l'aide de moyens destinés à les maintenir, elles conservent leur solidité, sans gêner celles qui les portent et sans nuire aux autres parties de la mâchoire.

Les substances les plus employées il y a quelques années étaient les os de bœuf, l'ivoire, les dents de baleine et de morse, mais comme toutes ces substances se corrompaient trop vite, on en a complètement abandonné l'usage.

Les matières employées aujourd'hui sont l'hippopotame, les dents minérales montées sur plaques métalliques ou sur caoutchouc et les dents naturelles montées sur ces trois matières.

Le reproche que l'on fait ordinairement aux dents artificielles, en hippopotame, de donner de l'odeur à la bouche n'est fondé qu'autant que ces dents sont mal ajustées et mal entretenues.

Il faut il est vrai, ce qui n'est pas un petit inconvénient, renouveler ces pièces d'hippopotame très souvent ; parce qu'elles se corrompent très-vite ; mais on peut faire usage de dents minérales qui ne demandent pas plus de soins que les dents naturelles.

On dit aussi que les dents artificielles occasionnent de vives douleurs et que parfois on est obligé de les ôter quelques jours après leur application et qu'il n'est pas possible de manger avec elles. Ces inconvénients n'ont jamais lieu quand ces dents sont posées par un bon praticien, et que les racines et les gencives sont saines au moment où on les pose, aussi cet état des gencives est-il un des points qui demande le plus d'attention.

Les dents minérales montées sur plaques métalliques ont de bien grands désagréments. Les crochets qui y sont adaptés pour maintenir l'appareil après les dents naturelles qui restent finissent par couper celles-ci, et conséquemment les font tomber après un temps plus ou moins long.

Il arrive souvent aussi que ces pièces ne peuvent pas s'enlever facilement, il en résulte naturellement une malpropreté facile à comprendre, souvent même ces pièces rendent les gencives très douloureuses, le contact métallique contre des racines donne une pression tellement forte et dure qu'il amène une grande faiblesse dans l'arcade dentaire et le déchaussement des dents permanentes.

Le caoutchouc vulcanisé, au contraire, n'a aucun de ces inconvénients.

Au lieu d'irriter les gencives, de déchausser les dents naturelles, il entretient la bouche dans un état permanent de fraîcheur si l'on a soin matin et soir de se gargariser la bouche avec de l'eau fraîche.

Depuis les nouveaux perfectionnements apportés dans la fabrication du caoutchouc ainsi que dans la qualité et la beauté des dents minérales on peut obtenir des pièces partielles ou des dentiers complets où l'œil le plus exercé ne pourrait reconnaître de fausses dents.

Par ce procédé, la mastication s'opère parfaitement sans difficulté, la pose de ces pièces ne nécessite aucune opération douloureuse.

Je conviendrai cependant qu'une personne à qui on pose une ou plusieurs ou beaucoup de ces dents, éprouve dans les premiers instants une sorte de difficulté, d'embarras dans les mouvements de la langue et dans l'articulation des sons, mais peu de jours suffisent pour qu'elle s'accoutume à la présence de l'appareil et pour que sa prononciation devienne plus distincte et plus agréable. Un grand avantage du caoutchouc c'est que si après avoir fait faire un appareil, une dent naturelle venait à tomber on la remet parfaitement à la pièce : Cette opération peut se faire plusieurs fois, en un mot, toutes les réparations du caoutchouc se font très facilement,

Les dents naturelles en raison de leur perméabilité ont le plus grand inconvénient de s'amollir, de se carier, de se décomposer plus ou moins rapidement, elles se ternissent, changent de couleur, et donnent à la bouche une odeur très désagréable, on est donc obligé de les renouveler très souvent.

Les dents naturelles se posent à pivot ou montées sur des montures en hippopotame, en métal, ou en caoutchouc rose.

La répugnance que tout le monde éprouve à faire usage des dents humaines, répugnance bien légitime, est le motif qui fait que ce procédé est très peu employé.

DENTS A PIVOTS

Une personne a-t-elle par exemple, perdu le couronnement d'une dent, soit incisive, canine, petite molaire inférieure ou supérieure, si la racine n'est pas cariée, ou si elle ne l'est que peu, si enfin elle est solide dans son alvéole, on peut y substituer une dent à pivot, si au contraire elle est presque totalement détruite, il faut faire usage de la dent montée sur caoutchouc.

Quand une racine est très saine, il n'est pas nécessaire de grossir le pivot par l'application de la soie, du fil ou du coton, ce qui du reste, dans tout autre cas, est très nuisible à la racine. Quand le trou de celle-ci est trop large, on entoure le pivot avec de l'épiderme blanc de bouleau (*).

Cette substance est sans contredit la meilleure de toutes celles proposées jusqu'à ce jour, comme le liège, le bois, les filaments d'amiante ; et elle n'a pas comme le fil, la soie et le coton, l'inconvénient de s'altérer facilement et de contracter une odeur fétide.

Je poserai donc comme conclusion que : Si les explications que je viens de donner ont bien constaté que la pose des dents artificielles ne cause aucune douleur, que l'on peut être assuré

(*) Ces espèces de pellicules composées presque entièrement de résine, résistent à la plus longue macération. On les détache très facilement de l'arbre, surtout quand il est vert.

de bien mastiquer, même les aliments les plus durs, et que la présence d'un dentier ou d'une portion de dentier, ne fait éprouver aucune gêne après quelques jours d'habitude, je puis conclure qu'une pièce ou qu'un dentier complet, bien posé, devient une seconde nature, et que l'on ne doit pas se dispenser de faire suppléer à l'absence des dents naturelles, par la pose des dents artificielles, car souvent la santé en dépend : En effet, la mauvaise mastication provoquant les mauvaises digestions, et celles-ci étant la source de la vie, on comprendra facilement le rôle important que jouent les dents dans l'organisation humaine.

O. LEGRAND.
Dentiste, à Metz.

www.ingramcontent.com/pod-product-compliance
Ingram Content Group UK Ltd.
Pitfield, Milton Keynes, MK11 3LW, UK
UKHW020115100726
13658UKWH00005B/2192